# BEI GRIN MACHT SICH IHR WISSEN BEZAHLT

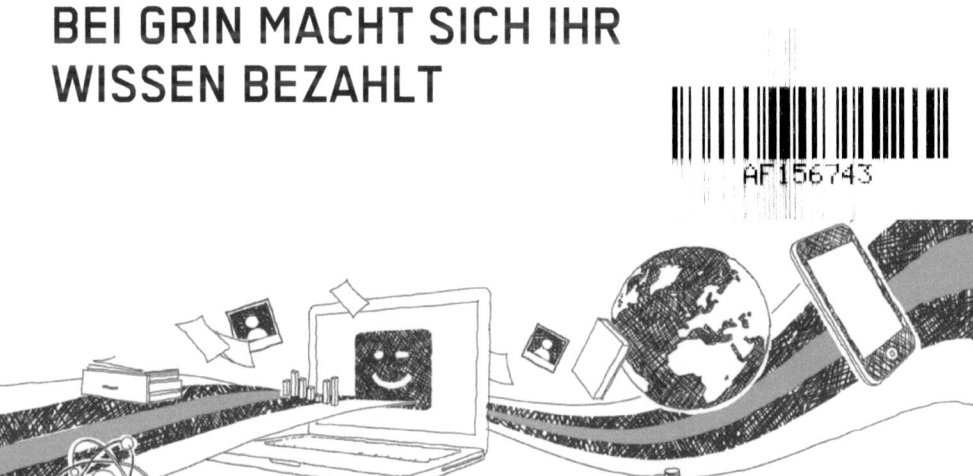

- Wir veröffentlichen Ihre Hausarbeit, Bachelor- und Masterarbeit

- Ihr eigenes eBook und Buch - weltweit in allen wichtigen Shops

- Verdienen Sie an jedem Verkauf

Jetzt bei www.GRIN.com hochladen und kostenlos publizieren

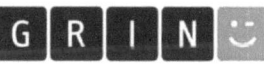

**Bibliografische Information der Deutschen Nationalbibliothek:**

Die Deutsche Bibliothek verzeichnet diese Publikation in der Deutschen National-
bibliografie; detaillierte bibliografische Daten sind im Internet über http://dnb.d-
nb.de/ abrufbar.

**Impressum:**

Copyright © 2019 GRIN Verlag
Druck und Bindung: Books on Demand GmbH, Norderstedt Germany
ISBN: 9783346091031

**Dieses Buch bei GRIN:**

https://www.grin.com/document/507057

Schoppus

# Erfolgreiche Gesundheitsförderung und Prävention in der Lebenswelt "Schule"? Überlegungen und Zielsetzungen

GRIN Verlag

Deutsche Hochschule für

Prävention und Gesundheitsmanagement

Hermann Neuberger Sportschule 3

66123 Saarbrücken

# Einsendeaufgabe

**Fachmodul:**  Gesundheitsförderung und Prävention in Lebenswelten

**Studiengang:**  Bachelor of Arts – Gesundheitsmanagement (BGM)

**Datum**
**Präsenzphase:**  01.04.2019 - 04.04.2019

**Matrikelnummer:**

**Name, Vorname:**

**Studienort:**  **Hamburg**

**Semester:**

# Inhaltsverzeichnis

# 1 Analyse der Ausgangssituation

Gesundheitsförderung und Prävention in Lebenswelten kommt eine immer größer werdende zu. Besonders in Settings wie Schule, Betrieb und Kindertagesstätte werden die gezielten Interventionen immer wichtiger. In den folgenden Kapiteln wird die Ausgangssituation für das Setting Schule analysiert und Handlungsschwerpunkte für eine Gesundheitsförderung abgeleitet.

## 1.1 Darstellung der Rahmenbedingungen des ausgewählten Settings

Das Berliner Gymnasium ist eines von zahlreichen Gymnasien in Berlin. Es befindet sich im Stadtbezirk Spandau bzw. im gleichnamigen Stadtteil und ist das älteste Gymnasium des Stadtbezirkes (Gründung 1853), sowie eines der ältesten Gymnasien Berlins Das Gymnasium befindet sich in der Nähe des Falkenseer Platzes in einer ruhigen Seitenstraße. Mit rund 700 Schülerinnen und Schülern, wovon sich rund 500 in 19 Klassen der Klassenstufen 5-10 und 200 in der Sekundarstufe II befinden, sowie ca. 95 Abiturienten und Abiturientinnen, gehört das Gymnasium zu den mittelgroßen Gymnasien für Berliner Verhältnisse (Gymnasium, 2019). Die Schule lässt regelmäßig die Qualität durch eine professionelle Außenansicht überprüfen (Gymnasium, 2019). Der letzte Bericht von 2015 beschreibt, dass rund 25% der Schüler nicht deutscher Herkunft sind (Schulinspektion, 2015). Des Weiteren wird beschrieben, dass die Schülerzahl seit der letzten Inspektion (2012) leicht ansteigt, sowie 4 der damals 7 offenen Lehrerstellen besetzt werden konnten (Schulinspektion, 2015). Das Gymnasium verfügt somit über 69 Lehrerinnen und Lehrer (27 Lehrer (39%), 42 Lehrerinnen (61%) (Gymnasium, 2019). Träger der Schule ist die Stadt Berlin bzw. stellvertretend das Bezirksamt Spandau von Berlin (2019).

Das Gymnasium besitzt mittlerweile nur diesen einen Standort, da ein nebenstehendes leeres Möbelgeschäft in ein für Unterrichtszwecke funktionstüchtiges Gebäude umgebaut wurde. Somit besteht die Schule aus zwei Gebäuden – dem Hauptgebäude mit Mensa und dem Nebengebäude Zum Lehrangebot Gymnasiums in Spandau gehören vier verschiedene Sprachen (Latein, Englisch, Französisch und Spanisch). Die Schüler können außerdem aus zwei Schwerpunkten wählen (sprachlich oder musikalisch).

Zu den Öffnungszeiten gibt die Schule in der Schulordnung an, dass das Schulgelände ab 7:40 Uhr betreten werden darf. Mögliche Aufenthaltsbereiche sind dann die Mensa, die Schulhöfe oder die Aufenthaltsräume im Nebengebäude (Gymnasium, 2017). Der Unterricht startet ab 8:00 Uhr mit der ersten Stunde und endet mit der 11. Stunde um 17:45

Uhr. Es gibt also die Möglichkeit für die Eltern, ihre Kinder ganztägig in der Schule unterzubringen. Mittags gibt es immer eine Mittagspause, in der die Mensa warme Speisen anbietet. Die Mittagspause wird aus organisatorischen Gründen zwischen den Jahrgängen 5-7 (12:20-12:55 Uhr) und den Jahrgängen 8-12 (13:10-13:45 Uhr) aufgeteilt. Der Unterricht findet vorzugsweise im Blockunterricht statt, in denen flexible Pausen eigenbaut werden können (Gymnasium, 2019).

Außerhalb des Unterrichts kann außerdem noch an zahlreichen Projekten teilgenommen werden, die nicht direkt aufs Zeugnis wirken, jedoch eigene Kompetenzen fördern und ausbauen kann. Die Entwicklungsschwerpunkte der Schule zielen insgesamt sehr stark auf die musikalische, sowie sprachliche Entwicklung ab.

Da es in Berlin generell sehr viele Gymnasien gibt (91 insgesamt privat + öffentlich), ist davon auszugehen, dass hauptsächlich spandauer Einwohner das -Gymnasium besuchen. Mit 39.638 Einwohnern (2017) hat das Ortsteil Spandau bereits eine gute Bezugsgruppe, insgesamt im ganzen Stadtbezirk Spandau leben 241.905 Einwohner (2017), davon ca. 15% ausländischer Herkunft.

Das Thema Gesundheit ist am-Gymnasium insgesamt eher wenig anzutreffen. Es werden einige sportliche Wettbewerbe ausgetragen, die zur Förderung der körperlichen Aktivität fördern können, allerdings sind diese nicht verpflichtend für alle. Das Thema Ernährung wird nicht aufgegriffen, die Kantine wird extern beliefert.

## 1.2 Personengruppen im Setting

Die Hauptpersonengruppen des Gymnasiums sind die Schüler und Schülerinnen, sowie die Lehrer und Lehrerinnen. Außerdem gibt es noch die Schulleitung, zwei Kordinatoren, zwei Sekretariatmitarbeiterinnen, eine Verwaltungsmitarbeiterin, einen Hausmeister und die Eltern. Referendaren gibt es derzeit nicht.

### 1.2.1 Schüler

Das Gymnasium bietet ca. 700 Schülern, wovon ca. 370 weiblich und 330 männlich sind, eine Bildungsmöglichkeit. Die Altersspanne erstreckt sich von 9-19 Jahre in den Klassenstufen 5-12. Bis zur 9. Klasse verbringen sie den Unterricht im Klassenverbund und haben so die Möglichkeit neue Freunde und Bekanntschaften zu finden. Einige der Schüler sind schon seit der Grundschule in einer Klasse, so dass einige bereits mit bestehenden Freundschaften in die weiterführende Schule starten. Einige andere kennen jedoch zum Start noch niemanden, so dass es eine unterschiedliche soziale Beschaffenheit unter den

Schülern, vor allem in den unteren Klassenstufen, gibt. Manche begeben sich in ein komplett neues soziales Umfeld, andere greifen auf bestehende Freundschaften zurück und integrieren sich womöglich schneller. Dazu kommt noch die unterschiedliche gebürtige Herkunft, so dass gegebenenfalls dadurch Barrieren entstehen und ein annähern untereinander erschwert wird.

Der Alltag der Schüler beginnt jedoch größtenteils gleich – ab spätestens 8:00 Uhr verbringen sie ihren Tag bis zum Nachmittag um spätestens 17:45 Uhr in der Schule, hauptsächlich in den Unterrichtsräumen oder den Sportstätten. Ihre Pausen können sie in den Aufenthaltsräumen im Nebengebäude, in der Mensa oder auf den Schulhöfen im Freien verbringen.

Die kleinen 5-minütigen Pausen innerhalb der Unterrichtsblöcke können theoretisch flexibel gestaltet werden, so dass die Schüler diese zur aktiven Erholung, zum Lüften oder für einen kleinen Snack nutzen können. Generell können diese Pausen an das Leistungsvermögen der Schüler angepasst werden, um die Konzentration hochzuhalten und zu lange Sitzphasen zu vermeiden. Ein Vorteil des Ganztagskonzept mit den Unterrichtsblöcken ist, dass die Hausaufgaben für die Schüler wegfallen und sie die Zeit nach der Schule für Hobbys, Freunde, Vereinssportarten etc. nutzen können.

Ein großer Einflussfaktor auf die Gesundheit bei Schülern ist die ethnische Herkunft und die soziale Schicht, aus der die Schüler kommen. Durch Sprachbarrieren und/oder mangelnder finanzieller Mittel seitens der Eltern, kann es zu einigen Konflikten während der Schulzeit kommen, z.B. : Leistungsdruck, Markenzwang (man will dazugehören), Schulreisen und Ausflüge (zu hohe Kosten), Mobbing (z.B. auch ausgeschlossen werden aus sozialen Gruppen etc.).

Weitere Gesundheitsrisiken sind ein erhöhter Lärmpegel auf den Schulhöfen, Verletzungsrisiken in den Pausen (Mutproben, Unachtsamkeit bei Spielen wie Fußball, Fangen etc.), Bewegungsmangel durch lange Sitzphasen in den Unterrichtsstunden und damit verbunden auch falsche Sitzpositionen im Unterricht, sowie Mangel- oder Fehlernährung (oft auch aufgrund mangelndem Wissen der Eltern).

Das Setting Schule bietet somit eine große Anlaufstelle für gesundheitsfördernde Interventionen, vor allem auch, da die Schüler einen Großteil ihres Tages in dem Setting verbringen. Neben den familiären Einflüssen, kann hier am wirkungsvollsten auf die Gesundheit, bzw. auf das Gesundheitsverhalten und die Ausbildung gesundheitsfördernder Verhaltensweisen eingegangen werden.

## 1.2.2 Lehrer

Im Gymnasium arbeiten derzeit 69 Lehrerinnen und Lehrer (27 Lehrer, 42, Lehrerinnen) im Alter von 29-68 Jahren (Gymnasium, 2019). Die meisten Lehrkräfte sind bereits fest verbeamtet, da jedoch einige Neueinstellungen zu verbuchen sind, sind noch einige in der Probezeit zur Verbeamtung. Lehrer haben generell eine Vielzahl an Arbeitsaufgaben, die nun kurz aufgelistet werden:

- Vermitteln der Lehrinhalte
- Vermitteln von Normen und Werten
- In den niedrigen Klassenstufen teilweise Erziehung der Schüler, später Abholung auf dem jeweiligen Entwicklungsniveau
- Sach-, Methoden-, Sozial- und Selbstkompetenz, sowie praktische Kompetenz entwickeln
- Vorbereiten der Unterrichtsstunden und des Lehrmaterials
- Korrekturen von Klassenarbeiten, Klausuren → Benotung der Schüler sowohl mündlich, als auch schriftlich
- Konflikte zwischen Schülern und Schülern, Schülern und Lehrern, Lehrern und Eltern lösen.

All diese Aufgaben erhöhen natürlich den Druck und die psychische Belastung auf die Lehrkraft. Diese muss jedoch trotz allem Stress motiviert und engagiert bleiben, um den Schülern ein bestmögliches Bildungserlebnis zu bieten, welches sowohl Schülern, als auch den Erwartungen der Eltern gerecht wird. Die Motivation der Lehrer nimmt nämlich nicht nur Einfluss auf das Arbeitsklima in der Klasse, sondern auch auf das gesamte Schulklima, da sie Teil des gesamten Settings sind. Mangelnde Motivation und Unzufriedenheit kann somit auch Einfluss auf das Kollegium nehmen, weshalb es doppelt wichtig ist, rechtzeitig zu reagieren, falls Probleme etc. im Arbeitsalltag auftreten.

Die gesundheitlichen Risikofaktoren der Lehrkräfte sind größtenteils psychischem Ursprungs in Form von Stress. Sie müssen ständig erreichbar sein, auch in der Freizeit arbeiten (vorbereiten des Unterrichts, Korrekturen usw.), tragen eine große Verantwortung und müssen sich ständig Konflikten mit Schülern oder Eltern ausliefern, die sich sogar außerschulisch austragen können. Dazu kommt der Mangel an Lehrern, dessen Folge oft eine noch größere Arbeitsaufbringung eines jeden Einzelnen erfordert, kombiniert mit Krankheitsfällen bei Kollegen, die das Ganze dann noch weiter verschlimmern. Diese gesamte Belastung sorgt lang- und kurzfristig zu zwangsläufigen psychischen Störungen wie Gereiztheit, Abgeschlagenheit, dauerhafte Müdigkeit, Depressionen, Burnout-Symptomatik etc.

Zu den physischen Belastungen zählt das permanente Stehen an der Tafel, kombiniert mit viel Sitzen inkl. Schreibtischarbeit zuhause, was häufig zu einem Mangel an Bewegung und einseitiger Belastung führt, sowie ein hoher Lärmpegel. Folgen sind unter anderem: Rückenbeschwerden, Verspannungen, Trägheit bzw. Abgeschlagenheit, Kopfschmerzen und häufige Infekte aufgrund eines abgeschwächten Immunsystems.

## 1.3 Analyse gesundheitsbezogener Daten

Durch die jährlichen Datenerhebungen durch Bund, Länder, Kommunen, Krankenkassen, Versicherungen und weiteren Institutionen stehen uns heutzutage viele verschiedenste Daten über verschiedene Personengruppen zur Verfügung. So auch für die beiden ausgewählten Hauptpersonengruppen im Setting „Schule". Die verfügbaren Daten werden nun in 1.3.1 und 1.3.2 jeweils zusammenfassend dargestellt.

### 1.3.1 Schüler

Die offensichtlich größte Personengruppe an den Schulen bilden die Schüler. Bis zu 13 Jahre können sie im Setting „Schule" verbringen. Manche mehr, manche weniger. Eine Umfrage des deutschen Kinderhilfswerkes und Unicef (2012), bei der 2000 Kinder und Jugendliche teilnahmen, zeigt auf, dass Schüler im Schnitt 38,5 Stunden pro Woche in oder für die Schule arbeiten, in den Klassenstufen 9-13 sogar bis zu 45 Stunden pro Woche. Noch dazu kommt eine teils unverantwortlich hohe Leistungserwartung der Eltern, die fortschreitende Digitalisierung und ein daraus resultierender Überkonsum digitaler Medien (Smartphones, Spielekonsolen, Fernseher, PCs etc.), Informationsflut bzw. Reizüberflutung durch die sozialen Medien (Facebook, Instagram, Snapchat, Twitter, Whatsapp...) und das Gefühl, den allgemeinen Anforderungen nicht mehr gerecht zu werden (Güller, 2016, S. 9). 86% der Lehrer sind außerdem der Aufassung, dass die allgemeine Stressbelastung der Schüler stark (31%) oder etwas (55%) zugenommen hat (Güller, 2016, S.10).

Eine Studie der DAK (2017), bei der 1001 Kinder und Jugendliche im Alter von 12-17 Jahren befragt wurden zeigt auf, dass bereits bei 2,6% der Befragten die Kriterien für eine Abhängigkeit nach der sogenannten „Social Media Disorder Scale" erfüllt werden (DAK, 2017, S. 30). Prof. Dr. Rainer Thomasius, Ärztlicher Leiter des Deutschen Zentrums für Suchtfragen des Kindes- und Jugendalters fasst die Ergebnisse der Studie kurz zusammen

(DAK, 2017, S. 29). So nutzen gut 85% der Befragten 12-17 Jährigen täglich soziale Medien nutzen, mit steigendem Alter mehr, so dass nahezu jeder 16-17 Jährige soziale Medien, allen voran Whatsapp (66%), Instagram (14%) und Snapchat (9%), nutzt (DAK, 2017, S.29). All diese alltäglichen Belastungen haben zur Folge, dass Schüler heutzutage immer häufiger psychische Erkrankungen aufweisen oder psychisch auffällig sind. Hundeloh, Schnabel und Yurdatap (2004, S.76f.) haben schon damals festgestellt, dass die Kinder- und Jugendzeit zunehmend weniger friedlich verläuft und es häufiger zu psychischen und physischen Beeinträchtigungen kommt. So leiden 3-5% der Kinder im Grundschulalter an ADHS, 10% der Kinder im Grundschulteralter und 16% der Jugendlichen leiden an Ängsten. Mädchen mehr als Jungen. Hauptschüler mehr als Gymnasiasten. 10% der Jugendlichen leiden mindestens einmal im Verlauf des Jugendalters an einer ernsthaften depressiven Phase. Realschüler am häufigsten, gefolgt von Hauptschülern. Gymnasiasten sind am wenigsten betroffen. Dazu kommen 50-60 Kinder im Alter von 10-15 Jahren, sowie 1500 Jungendliche und junge Erwachsene bis 25 Jahre, die sich aufgrund depressiver Störungen jährlich das Leben nehmen. Abschließend sind noch psychosomatische Beeinträchtigungen wie Kopfschmerzen, Magenschmerzen, Rückenschmerzen, Nervosität, Schlafprobleme und Müdigkeit/Erschöpfung aufgeführt. 30-40% der Jugendlichen klagen über solche Symptome. Bei Hauptschülern sogar bis zu 60%, bei Gymnasiasten bis zu 45% der Schülerinnen und Schüler (Bundeszentrale für gesundheitliche Aufklärung, 1998; Blanz et. al., 1999; Petermann, 2000; Junge et. al., 2002; Hurrelmann et. al., 2003).

Weiterhin haben 88,5% der Kinder und Jugendlichen im Alter von 0-17 Jahren mindestens einen grippalen Infekt erlitten und 46,8% mindestens eine Magen-Darm-Erkrankung (Bundeszentrale für gesundheitliche Aufklärung & Robert Koch Institut, 2008, S.44) – die Werte für grippale Infekte bleiben über die komplette Altersspanne hinweg relativ konstant, für Magen-Darm-Erkrankungen ist ein Rückgang der Krankheitszahlen ab dem 6. Lebensjahr zu verzeichnen. Ein weiteres ernstzunehmendes Gesundheitsproblem bei den 3-17 Jährigen ist Übergewicht bzw. Adipositas. So sind ca. 15% der Jungen und Mädchen übergewichtig, davon 8,7% übergewichtig aber nicht adipös und 6,3% sogar nach Definition adipös (BZgA & RKI, 2008, S.47). Grund dafür ist ein übermäßiger Konsum an Süßem und Softdrinks (Kalorienüberschuss), sowie mangelhafte Bewegung bei einem Großteil der Schüler, außerdem wird fast in allen Altersgruppen insgesamt zu wenig Obst und Gemüse verzehrt (RKI, 2018, S.11ff.). Dazu erreichen nur 25,9% der Kinder und Jugendlichen die Bewegungsempfehlung der WHO von 60 Minuten moderater bis anstrengender Bewegung täglich (RKI, 2018, S.4).

Aufgrund der Tatsache, dass Schüler meist 12-13 Jahre im Setting „Schule" verbringen und somit eine lange Zeit ihrer Entwicklungsphase von anderen Einflüssen geprägt werden, sollte das Ziel der Gesundheitsförderung und Prävention in diesem Setting eine ganzheitliche Schulung gesundheitsrelevanter Parameter sein. Es sollte gezielt auf Bewegung, Ernährung, Suchtmittelkonsum, Medienkonsum und Stressbewältigung eingegangen werden. Es ist zusätzlich erforderlich, dass das gesundheitsförderliche Verhalten über die Schule hinaus ausgeübt wird, indem alle Bereiche, in denen sich die Kinder aufhalten zusammenkommen z.b. durch Zusammenarbeiten mit Eltern, Kommunen, Bund, Länder etc. Es sollte generell darüber nachgedacht werden, Gesundheitsschulung in den Lehrplan mitaufzunehmen, um über Generationen hinweg das nötige Wissen weiterzureichen und in die Erziehung der Kinder zu integrieren.

### 1.3.2  Lehrer

In Deutschland sind derzeit knapp 917.300 Lehrkräfte eingestellt. Davon 763.300 an allgemeinbildenden Schulen und 154.000 an berufsbildenden Schulen (Sekretariat der Kultusministerkonferenz, 2019, S.18). Damit gibt es eine große Zielgruppe im Bereich der Arbeitnehmer innerhalb eines Settings. Derweil sind ca. 58% der Vollzeit- und 85% der Teilzeitbeschäftigten Lehrkräfte Frauen (Statistisches Bundesamt, 2014).

Der klassische Beruf des Lehrers hat sich in ein Kultur-, Gesellschafts- und Sozialberuf entwickelt (Ulrich, 1996). So ist das idealisierte Leitbild der Lehrkräfte heute mit unterschiedlichen Rollen als Erzieher, Partner, Berater, Vermittler, Sozialarbeiter, professioneller Manager und politischer Aufklärer assoziiert (Scheuch et. al. zitiert nach Letzel & Nowak, 2010).

Folgende Belastungsfaktoren lassen sich im Lehrerberuf finden: physikalische Belastungen, wie Lärm oder Raumklima, chemische Belastungen wie Gefahr- und Baustoffe im Fachunterricht und ergonomische, wie Bildschirmarbeitsplätze.

Die Lehrkräfte selbst nennen einerseits Zeitdruck, Arbeitszeit, Schullärm, zu große Klassen, Probleme mit den Schulbehörden und mangelnde Autonomie, andererseits Leistungsschwäche, Verhaltensauffälligkeiten und mangelnde Motivation der Schüler, Problemverhalten der Eltern, sowie geringes gesellschaftliches Ansehen als Belastungsfaktoren (Scheuch et. al.,2010; Schaarschmidt & Kieschke, 2013; Seibt et. al., 2013; Dudenhöffer et. al., 2013; Rothland & Klusmann, 2012).

Bei Befragungen schätzen die Lehrer die Belastung der Schule stets als hoch bis sehr hoch ein, dies sollte aber nicht immer als gesundheitsgefährdend eingestuft werden.

Auswirkungen auf die Gesundheit können jedoch vor allem folgende Anforderungen im Lehrerberuf haben (Scheuch et. al., 2010):

- Komplexität – mangelnde Durchschaubarkeit und Vorhersehbarkeit von Situationen

- hohes Anspannungsniveau mit Sachzuwendung über längere Zeit

- verteilte Aufmerksamkeit

- eingeschränkte Erholungszeiten während des Unterrichtstags

- situationsbezogener Wechsel von Verhaltensweisen im Unterricht

- unterschiedliche Bewertungskriterien durch Schüler, Eltern, Schulleitung, Schulbehörde und Öffentlichkeit

- „Einzelkämpfer" im (bürokratischen) System

- Vermischung von Arbeit und Freizeit.

Dominierende psychosomatische Beschwerden sind: Erschöpfung und Müdigkeit, Kopfschmerzen, Angespanntheit, Antriebslosigkeit, Schlaf- und Konzentrationsstörungen, innere Unruhe und erhöhte Reizbarkeit. Weiterhin plagen Lehrer am häufigsten Erkrankungen des Bewegungsapparates, Herz-Kreislauf-Systems und des Verdauungsapparates. Es liegt außerdem eine erhöhte Häufigkeit von Erkrankungen des Nervensystems vor (Scheuch & Vogel, 1993; Oberdoerster, 1987).

Noch erwähnenswert sind die Ergebnisse des Stressreports (2012). Nach diesem haben ca. 13% der Männer und 20% der Frauen in der Allgemeinbevölkerung Anzeichen von emotionaler Erschöpfung. Bei den Lehrern liegt der Durchschnittswert bei 22% - zweithöchster Wert im Branchenvergleich! So ist es auch kein Wunder, dass bei Beschäftigten im Bildungswesen die Burn-Out-Symptomatik am häufigsten beobachtet wird (Hapke et. al., 2013).

Lehrkräfte zeichnen sich in Bezug auf die Allgemeinbevölkerung durch ein gesundheitsförderliches Verhalten und geringere kardiovaskuläre Risikofaktoren, ausgenommen Hypertonie, aus. Wie in anderen Berufsgruppen gehören Muskel-Skelett und Herz-Kreislauferkrankungen zu den häufigsten Diagnosen. Psychische und psychosomatische Erkrankungen kommen hingegen häufiger vor, als in anderen Berufen. Die ist auf eine Veränderung der Rahmenbedingung im Bereich des Bildungsauftrages zurückzuführen und bedarf einer qualifizierten und besonderen Betreuung (Scheuch, Haufe & Seibt, 2015).

## 1.4 Ableitung von Handlungsschwerpunkten

Nachdem in Aufgabe 1.3 die Analyse der gesundheitsbezogenen Daten der beiden Personengruppen „Schüler" und „Lehrer" stattgefunden hat, werden nun in Aufgabe 1.4 daraus
resultierende Handlungsschwerpunkte abgeleitet, um anschließend daraus das Schwerpunktthema für ein Projekt zur Gesundheitsförderung im Setting „Schule" herauszuarbei-
ten.

### 1.4.1 Schüler

Aus der Analyse der gesundheitsbezogenen Daten für die Personengruppe „Schüler" ergeben sich folgende Handlungsschwerpunkte:

1. **Handlungsschwerpunkt:** Förderung gesundheitswirksamer körperlicher Aktivität m Schullalltag von Gymnasiasten und Gymnasiastinnen
2. **Handlungsschwerpunkt:** Förderung einer bedarfsgerechten Ernährung während
   des Schulalltages von Gymnasiasten und Gymnasiastinnen

**Begründungen:**
1. **Handlungsschwerpunkt:** Da ein Großteil der Schülerinnen und Schüler die
   Empfehlungen der WHO für eine bedarfsgerechte körperliche Aktivität (mindestens 60 Minuten moderate bis anstrengende körperliche Aktivität pro Tag) nicht
   erreichen, ist es sinnvoll und wichtig, hier anzusetzen um die Empfehlungen in
   der Personengruppe zu erreichen.
2. **Handlungsschwerpunkt:** Da bereits 15% der 3-17 Jährigen übergewichtig oder
   adipös sind und der allgemeine Verzehr von hochkalorischen Lebensmitteln über-
   wiegt (Tendenz steigend, mit steigendem Alter), ist es wichtig und sinnvoll, hier
   eine altersspezifische Gesundheitsschulung vorzunehmen, um den weiteren An-
   stieg an übergewichtigen Kindern und Jugendlichen zu verhindern und vorhande-
   nes Übergewicht ggfls. zu senken.

**Argumente für die besondere Bedeutung der Gesundheitsförderung im Setting „Schule" für die Personengruppe „Schüler:**

1. Da die Schüler einen Großteil ihres Lebensabschnittes in diesem Setting verbringen.

2. Da Schüler durch die Schule (neben den Eltern) die meisten Einflüsse für ihr Verhalten wahrnehmen.

3. Da durch das Setting „Schule" durch wenig körperliche Aktivität und einseitige Haltung eine generelle gesundheitliche Gefährdung für die Schüler ausgeht.

### 1.4.2 Lehrer

Aus der Analyse der gesundheitsbezogenen Daten für die Personengruppe „Lehrer" ergeben sich folgende Handlungsschwerpunkte:

1. **Handlungsschwerpunkt:** Förderung der Stressreduktion während des Arbeitsalltages von Gymnasiallehrerinnen und -lehrern

2. **Handlungsschwerpunkt:** Förderung gesundheitswirksamer körperlicher Aktivität im Arbeitsalltag von Gymnasiallehrerinnen und -lehrern zum Aufbau und Erhalt gesundheitlicher Ressourcen

**Begründungen:**

1. **Handlungsschwerpunkt:** Der Stressreport von 2012 zeigt auf, dass bereits 22% der Lehrkräfte in Deutschland übermäßigem Stress ausgesetzt sind (zweithöchster Wert im Branchenvergleich). Des Weiteren klagen viele Lehrerinnen und Lehrer über verschiedenste Belastungen während des Arbeitsalltages (vgl. Aufgabe 1.3), so dass eine Reduktion der allgemeinen Stressbelastung bzw. Möglichkeiten zur Entspannung Abhilfe schaffen kann. Aufgrund der aufgezeigten Datenlage ist es wichtig, in diesem Bereich die Bedingungen für die Lehrkräfte zu verbessern, denn vor allem Gymnasiallehrer klagen oft über eine extrem hohe Stressbelastung (oft die höchsten Werte im Vergleich zu anderen Schularten) (vgl. Scheuch, Haufe & Seibt, 2015).

2. **Handlungsschwerpunkt:** Wie in anderen Arbeitsplätzen führen auch bei den Lehrern Muskel-Skelett-Erkrankungen, sowie Herz-Kreislauferkrankungen die Häufigkeit der chronisch-degenerativen Erkrankungen an. Die einseitige Belastung im Arbeitsalltag, kombiniert mit viel sitzender Tätigkeit (auch in der Freizeit,

durch Korrekturen, Vorbereitung des Unterrichts usw.) führt zwangsläufig irgendwann zu Beschwerden. Zwar ist bei Lehrern im Vergleich ein eher gesundheitsförderliches Verhalten zu erkennen, jedoch gibt es insgesamt noch Handlungsbedarf. Insgesamt kann es als sinnvoll erachtet werden, die Menge der gesundheitsförderlichen Aktivität, vor allem im Arbeitsalltag der Lehrkräfte, zu erhöhen. Dies kann unter anderem auch der Reduktion von Stress zugute kommen.

**Argumente für die besondere Bedeutung der Gesundheitsförderung im Setting „Schule" für die Personengruppe „Lehrer":**

1. Da für die Lehrer, durch die hohe Belastung, die größte gesundheitliche Gefahr ihres Alltages vom Arbeitsplatz ausgeht.

2. Durch eine Verbesserung der Arbeitsbedingungen für Lehrkräfte steigt die allgemeine Arbeitsatmosphäre der Schule, was wiederum auch die Qualität der Bildungseinrichtung für die Schüler steigert.

3. Die übermäßige Stressbelastung, welche insbesondere zur Erreichung einer Burn-Out-Symptomatik beiträgt, sorgt dafür, dass der Unterricht an Qualität verliert, wodurch Schüler nicht ihr ganzes Potenzial entfalten können. Das wiederum kann Einfluss auf mehrere Generationen nehmen, wenn sich die Stressbelastung der Lehrer über Generationen hinweg nicht verringert.

# 2 Schwerpunktthema für ein Projekt zur Gesundheitsförderung im Setting „Schule"

Aufgabe 2 befasst sich mit der Festlegung der Zielgruppe für ein Gesundheitsförderungsprojekt im Setting „Schule", bezogen auf das Gymnasium in Berlin-Spandau. Es wird außerdem ein Schwerpunktthema festgelegt, dass sich auf die Handlungsschwerpunkte aus Aufgabe 1.4 bezieht. Im Nachgang wird dann eine Zielsetzung für das geplante Projekt abgeleitet, sodass das Ganze schlüssig und nachvollziehbar ist.

## 2.1 Zielgruppe für ein Gesundheitsförderungskonzept im Setting „Schule"

Die Zielgruppe für das Gesundheitsförderungskonzept sind die unteren Klassenstufen des Gymnasiums, also die Klassenstufen 5-8 bzw. die Altersgruppe 10-14 Jahre. So soll bereits möglichst früh ein besseres Gesundheitsbewusstsein geschult werden und der Grundstein für das spätere Leben gelegt werden. Bestenfalls sollte dies sogar bereits in der Grundschule oder der Kita erfolgen, da wir uns aber im Setting des Gymnasiums befinden, versuchen wir hier die Jüngsten zu erreichen, da hier noch am meisten Potenzial für eine Verhaltensänderung vorliegt.

## 2.2 Festlegung des Schwerpunktthemas für das Gesundheitsförderungskonzept

In Bezug auf die Handlungsschwerpunkte ergibt sich folgendes Schwerpunktthema für das Gesundheitsförderungskonzept im Setting „Schule", genauer im Gymnasium Berlin-Spandau:

**Projekt zur Erhöhung der gesundheitswirksamen körperlichen Aktivität während der Schulzeit entsprechend den Empfehlungen der WHO für die entsprechende Altersgruppe.**

**Begründung des Schwerpunktthemas und Erörterung der Ausgangssituation bzw. Problemstellung am-Gymnasium:**

Da am Gymnasium nur eine Doppelstunde pro Woche Sport unterrichtet wird, sowie zusätzlich im 14-tägigen Wechsel eine dritte Sportstunde, kommen die Schüler keineswegs auf die empfohlenen Mindestzeiten für gesundheitswirksame körperliche Aktivität von 60 Minuten täglich. Noch dazu kommt, dass das Gymnasium ein Ganztagskonzept bietet, so dass die Schüler einen Großteil des Tages sitzen. Die Pausen sind relativ kurz, so dass die Schüler dort vermutlich die ganze Zeit für essen, entspannen etc. verwenden. Sollte dann in der Freizeit keine zusätzliche Bewegung stattfinden, sind die Schüler weit von einer ausreichenden körperlichen Aktivität entfernt, sodass eine Intervention zur Förderung dieser auf jeden Fall zu empfehlen ist!

## 2.3 Zielsetzung der oben beschriebenen Gesundheitsförderungsmaßnahme

Ziel der Intervention zur Gesundheitsförderung am Gymnasium in Berlin-Spandau ist es, den Alltag der Zielgruppe bereits während der Schule gesundheitsförderlich zu gestalten und das allgemeine Bewegungsverhalten zu verbessern. Langfristig soll durch die geplante Maßnahme das Profil der Schule dahingehend verändert werden, dass ein aktiver Alltag in allen Klassenstufen zum Tagesgeschehen gehört.

### 2.3.1 Begründung der Zielsetzung

Begründet wird die Zielsetzung dadurch, dass bereits 15% der Kinder und Jugendlichen im Alter von 3-17 übergewichtig oder adipös sind. Mit steigendem Alter steigt auch die Prävalenz von Übergewicht und Adipositas, so dass ein aktiverer Alltag einerseits die Normalgewichtigen davor bewahren kann, Übergewicht zu entwickeln und andererseits die Übergewichtigen, durch den Mehrverbrauch an Kalorien, eventuell an Gewicht verlieren könnten. Ebenfalls erreichen die meisten in der Altersgruppe 11-14 die Empfehlungen für gesundheitswirksame körperliche Aktivität der WHO nicht, woraus ebenso eine gesundheitliche Gefahr ausgehen kann, sollte dieses Verhalten bis ins spätere Alter fortgeführt werden. So sollte bereits früh das Verhalten dahingehend beeinflusst werden, dass ausreichende Bewegung im Alltag (mindestens 60 Minuten moderate bis anstrengende körperliche Aktivität pro Tag) stattfindet.

## 3 Recherche Modellprojekt

Die folgende Tabelle 1 stellt das Projektmodell „Gesundheit und Aktivität in Schulen" – durchgeführt durch das Gesundheitsamt Lübeck in Zusammenarbeit mit der Stadt Stoerstroms in Dänemark – vor. Anschließend folgt schriftlich noch eine Beurteilung des Projektes, mit abschließender Begründung.

Tabelle 1 - Gesundheit und Aktivität in Schulen (Gesundheitsamt Lübeck, 2006)

| Titel des Modellprojektes | Gesundheit und Aktivität in Schulen |
|---|---|
| Projektlaufzeit | August 2003 bis Januar 2007 |
| Initiatoren/durchführende Institutionen | Gesundheitsamt Lübeck & Stadt Stoerstroms Amt in Dänemark |

| | |
|---|---|
| Ausgangssituation und Ziele | Eine Untersuchung des Instituts für Humanernährung der Christian-Albrecht- Universität Kiel zeigte, dass zum Zeitpunkt der Einschulung bereits bei ca. 12 % aller Jungen und Mädchen in Schleswig-Holstein Risikofaktoren wie Übergewicht und Bewegungsmangel vorliegen. Außerdem belegt ein stadtteilorientierte Kindergesundheitsbericht, dass Übergewicht bei sozial benachteiligten Kindern überdurchschnittlich häufig vorkommt. Ziel ist es einerseits, ein gesundheitsförderndes „Good-Practice-Modell" zu entwickeln, andererseits ist das langfristige Ziel, den Bereich „Gesundheitsförderung systematisch in den Lehrplänen zu verankern und regelhaft durchzuführen. |
| Methoden- bzw. Projektaufbau und -ablauf | Das Projekt wurde an 3 Schulen in Lübeck in den Jahrgangsstufen 5 und 6 durchgeführt, davon zwei Hauptschulen und ein Förderzentrum in sozial benachteiligten Stadtteilen, welche bereits über ein offenes Ganztagsangebot verfügen. Das Projekt umfasst einerseits gesundheitsförderliche Kursangebote und andererseits den Erfahrungsaustausch zwischen den Fachkräften und den Schülerinnen und Schülern. <br><br> - Die Teilnahme ist freiwillig: am Anfang eines jeden Schuljahres können die Schüler aus den Kursangeboten auswählen <br> - Die Kurse finden im Rahmen des offenen Nachmittagsangebotes statt <br> - Ernährung/Kochen und Bewegung/Entspannung finden abwechselnd in Blöcken á 12 Wochen mit je 1 ½ Stunden pro Kurseinheit statt <br> - 8 – 10 Teilnehmer pro Kurs <br> - Pro Jahr vier Workshops für die Kursleiterinnen und -leiter um sich einerseits fortzubilden und andererseits |

16

| | |
|---|---|
| | das eigene Wissen mit der anderen Region auszutauschen |
| | - Einmal jährlich ein 3-tägiger Schüleraustausch mit der teilnehmenden dänischen Schule |
| | - Erlernen Grundlegender Fertigkeiten für ein gesundheitsförderliches Verhalten in den oben erwähnten Bereichen |
| Projektevaluation/Ergebnisse | Projektevaluation<br><br>Das Projekt wurde durch die Universität Lübeck wissenschaftlich begleitet, in Form einer Machbarkeitsstudie.<br><br>Regelmäßige Workshops, an denen Mitglieder der deutschen und der dänischen Lenkungsgruppen, die Fachreferentinnen und -referenten, die Schulleiterinnen und -leiter, Mitarbeiterinnen und Mitarbeiter des Gesundheitsamtes Lübeck, Vertreterinnen und Vertreter der gesetzlichen Krankenkassen, sowie die Evaluatorinnen und Evaluatoren teilnehmen → darauf basierend wurde das Projekt Jahr für Jahr angepasst, indem die oben erwähnten Workshopteilnehmer durch strukturierte Interviews über den Projektverlauf ausgefragt wurden.<br><br>Außerdem wurden die Kinder befragt, um zu evaluieren, wie das Projekt bei ihnen ankam. Dazu wurden sie jeweils zum Anfang und zum Ende des Projektes per Fragebogen über ihr Freizeitverhalten, ihre psychosoziale Situation und zu ihrem Ernährungsverhalten befragt. Bei der zweiten Befragung wurde zusätzlich abgefragt, wie den Kindern das Angebot gefallen hat.<br><br>Ergebnisse:<br><br>66,7% der Kinder, die an dem Kursangebot im Schuljahr 2003/2004 teilgenommen hatten, gaben an, dass sie den Kurs gern besucht haben. 76,7% von ihnen würden ihn einem Freund empfehlen. Das Modul „Ernährung" gefiel 70 % der befragten Schülerinnen |

| | |
|---|---|
| | und Schüler gut bzw. sehr gut, mehr als 53 % beurteilten den Bewegungsteil als gut bzw. sehr gut. Der zu dem Zeitpunkt noch separate Baustein „Entspannung" wurde von einem Drittel der Kinder mit „gut" bzw. „sehr gut" bewertet. |
| Schlussfolgerungen für die Praxis | - Externe Fachkräfte haben Probleme, mit den Kindern zurechtzukommen, da sie keine pädagogische Ausbildung absolviert haben → Schulung vorweg kann helfen oder aber Lehrkräfte in die Kurse vermehrt mit einbinden.<br>- Religion berücksichtigen, bei Interventionen für sozial benachteiligte Gruppen, da der Ausländeranteil womöglich größer ist → Ramadan berücksichtigen, Schweinefleisch weglassen etc.<br>- Ein reines Entspannungsangebot ist schwierig umzusetzen bei dieser Altersgruppe.<br>- Eltern sollten bestenfalls miteinbezogen werden → erwies sich bei der Zielgruppe „sozial benachteiligte Kinder und Jugendliche" als schwierig, da die Eltern insgesamt wenig Interesse an dem Projekt zeigten. |
| Genutzte Literaturquellen | Gesundheitsamt Lübeck. (2006). *Gesundheit und Aktivität in Schulen*. Zugriff am: 17.04.2019. Verfügbar unter: https://www.ge-sundheitliche-chancengleichheit.de/good-practice/gesundheit-und-aktivitaet-in-schulen/ |

18

**Beurteilung des Modellprojektes und Begründung für diese Einschätzung:**

Das Projektmodell „Gesundheit und Aktivität in Schulen" bietet ein umfassendes Angebot an gesundheitsförderlichen Kursangeboten. Durch die Kombination aus Spiel, Spaß und Wissensvermittlung, kann den Kindern spielerisch gesundheitsförderliches Verhalten näher gebracht werden. Anhand der Evaluationsergebnisse sieht man, dass das Angebot positiv angenommen wird. Durch das Projekt konnte ein Grundstein für den Ausbau der Gesundheitsförderung an den teilnehmenden Schulen gelegt werden, so dass mittlerweile der Schulalltag durch die Komponente „Gesundheitsförderung" bereichert werden konnte (siehe oben erwähnte Homepage). Die Zielgruppe ist ebenfalls gut gewählt, da die jüngeren Altersgruppen erstens noch Lernbereiter sind und man zweitens noch viel Potenzial für eine Verhaltensänderung vorfindet. Das Projekt bietet außerdem Potenzial sich weiter zu verbessern, da es über eine ausgereifte Evaluationsstrategie verfügt, so dass langfristig ein Erfolg erzielt werden kann, durch permanentes individuelles Anpassen, an die jeweilig neue (Ziel-)gruppe. Ziel sollte es langfristig noch sein, die Eltern mehr mit ins Boot zu holen, gegebenenfalls durch einen Dolmetscher, um eventuelle Sprachbarrieren zu verhindern.

# 4   Literaturverzeichnis

Dudenhöffer, S., Claus, M., Schöne, K., et al.. (2013). Gesundheitsbericht der Lehrkräfte und Pädagogischen Fachkräfte in Rheinland-Pfalz. Schwerpunkt: Förderschu-
len. Schuljahr 2011/2012. Mainz: Universitätsmedizin, Institut für Lehrergesundheit.

Dr. Eckardt Bergmann et. al. (2008). Lebensphasenspezifische Gesundheit von Kindern
und Jugendlichen in Deutschland – Ergebnisse des nationalen Gesundheitssurveys
(KiGGS). Berlin: Robert-Koch-Institut.
Zugriff am: 17.04.2019. Verfügbar unter: http://www.rki.de/DE/Content/Gesund-
heitsmonitoring/Gesundheitsberichterstattung/GBEDown-
loadsB/KiGGS_SVR.pdf?__blob=publicationFile

Gesundheitsamt Lübeck. (2006). *Gesundheit und Aktivität in Schulen.* Zugriff am:
17.04.2019. Zugriff am: 17.04.2019. Verfügbar unter:
https://www.gesundheitliche-chancengleichheit.de/good-practice/gesundheit-und-
aktivitaet-in-schulen/

Hapke, U., Maske, U.-E., Scheidt-Nave, C., et al.. (2013). Chronischer Stress bei Er-
wachsenen in Deutschland. Erschienen in: Bundesgesundheitsblatt Gesundheitsfor-
schung Gesundheitsschutz; 56: 749–54

Hundeloh, Schnabel & Yurdatap. (2004). Kongress: Gute und gesunde Schule. Landes-
unfallkasse NRW, Rheinischer Gemeindeunfallversicherungsverband & Gemeindeunfallversicherungsverband Westfalen-Lippe. Zugriff am: 15.04.2019.
Verfügbar unter: https://www.bug-nrw.de/fileadmin/web/Lehrergesund-
heit/2004_11_Kongressband_T17%5B1%5D.pdf

Krug et. al. (2018). Sport- und Ernährungsverhalten bei Kindern und Jugendlichen in
Deutschland – Querschnittergebnisse aus KiGGS Welle 2 und Trends.Berlin: Robert-
Koch-Institut. Zugriff am: 15.04.2019. Verfügbar unter: https://www.rki.de/DE/Con-
tent/Gesundheitsmonitoring/Gesundheitsberichterstattung/GBEDown-
loadsJ/Focus/JoHM_02_2018_Sport_Ernaehrungsverhalten_KiGGS-
Welle2.pdf?__blob=publicationFile

Lohmann-Haislah, A. (2012). Stressreport Deutschland 2012. Psychische Anforderungen, Ressourcen und Befinden. 1. Auflage. Dortmund: Bundesanstalt für Arbeitsschutz und Arbeitsmedizin.

Oberdoerster, G.. (1987). Prävalenz ausgewählter chronischer Krankheiten bei Werkstätigen – Ergebnisse arbeitsmedizinischer Vorsorgeuntersuchungen.

Prof. Dr. Rainer Thomasius et. al. (2017). DAK Studie: WhatsApp, Instagram und Co. – so süchtig macht Social Media. Berlin: forsa Politik- und Sozialforschung GmbH. Zugriff am: 15.04.2019. Verfügbar unter:
https://www.dak.de/dak/download/dak-studie-social-media-nutzung-1968596.pdf

Prof. Manfred Güller. (2016). DAK Studie 2016: Gesundheitsfalle Schule – Probleme und Auswege. Berlin: forsa-Institut Berlin.

Rothland, M., Klusmann, U.. (2012). Belastung und Beanspruchung im Lehrerberuf. Erschienen in: Rahm, S. & Nerowski, C. (eds.): Enzyklopädie Erziehungswissenschaft Online (EEO), Fachgebiet Schulpädagogik. Weinheim: Juventa; 1–41.

Schaarschmidt, U. & Kieschke, U. (2013). Beanspruchungsmuster im Lehrerberuf. Ergebnisse und Schlussfolgerungen aus der Potsdamer Lehrerstudie. In: Rothland, M. (ed.): Belastung und Beanspruchung im Lehrerberuf. Heidelberg: Springer Verlag; S. 81–97

Scheuch, K., Haufe, E., Seibt, R. (2015). Teachers' health. In: Deutsches Ärzteblatt Int (112), S. 347–356. Zugriff am: 17.04.2019. Verfügbar unter: https://www.aerzteblatt.de/archiv/170601/Lehrergesundheit

Scheuch, K., Seibt, R., Rehm, U., Riedel, R. & Melzer, W.. (2010). Lehrer. In: Letzel, S. & Nowak, D. (eds.): Handbuch der Arbeitsmedizin. Fulda: Fuldaer Verlagsanstalt; F I–L–2.

Scheuch K, Vogel H: Prävalenz von Befunden in ausgewählten Diagnosegruppen bei Lehrern. Soz Präventivmed 1993; 38: 20–5 CrossRef

Seibt, R., Spitzer, S., Druschke, D., Scheuch, K. & Hinz, A.. (2013). Predictors of mental health in female teachers. In: Int J Occup Med Environ Health; 26: 556–69

Sekretariat der Ständigen Konferenz der Kultusminister der Länder in der Bundesrepublik Deutschland. (2019). Schüler, Klassen, Lehrer und Absolventen der Schulen 2008-2017. Berlin: Statistische Veröffentlichungen der Kultusministerkonferenz, Dokumentation Nr. 217. Zugriff am 17.04.2019. Verfügbar unter: https://www.kmk.org/fileadmin/Dateien/pdf/Statistik/Dokumentationen/SKL_2017_Dok_217.pdf

Senatsverwaltung für Bildung, Jugend und Wissenschaft. (2015). Kurzbericht zur Inspektion des Gymnasiums (05Y02). Schulinspektion. Zugriff am 11.04.2019. Verfügbar unter: http://www.kant-gymnasium-berlin.de/wp-content/uploads/2017/11/Kurzbericht_2016.pdf

Statistisches Bundesamt: Bildung und Kultur. (2014). Allgemeinbildende und berufliche Schulen. Schuljahr 2012/2013. Wiesbaden: Statistisches Bundesamt.

Ulrich, K.. (1996). Beruf Lehrer/in. Arbeitsbelastungen, Beziehungskonflikte, Zufriedenheit. Weinheim und Basel: Beltz.

# 5 Tabellenverzeichnis

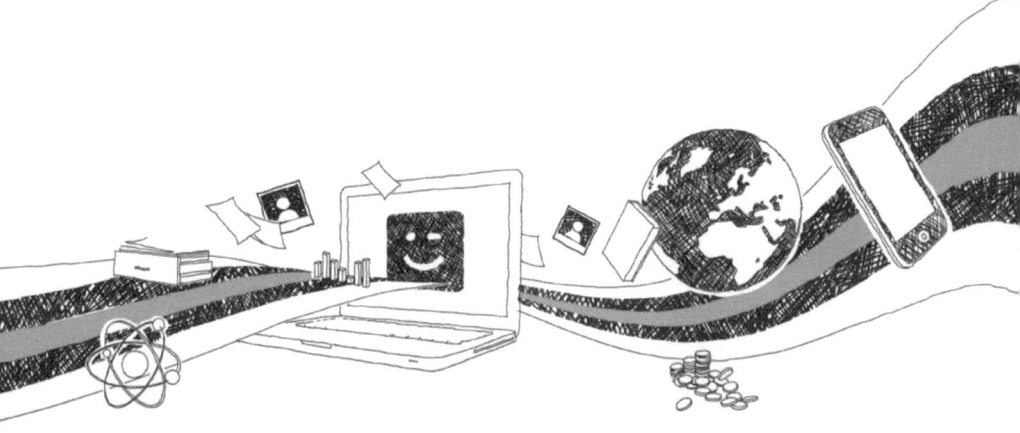
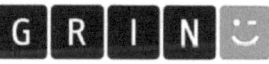